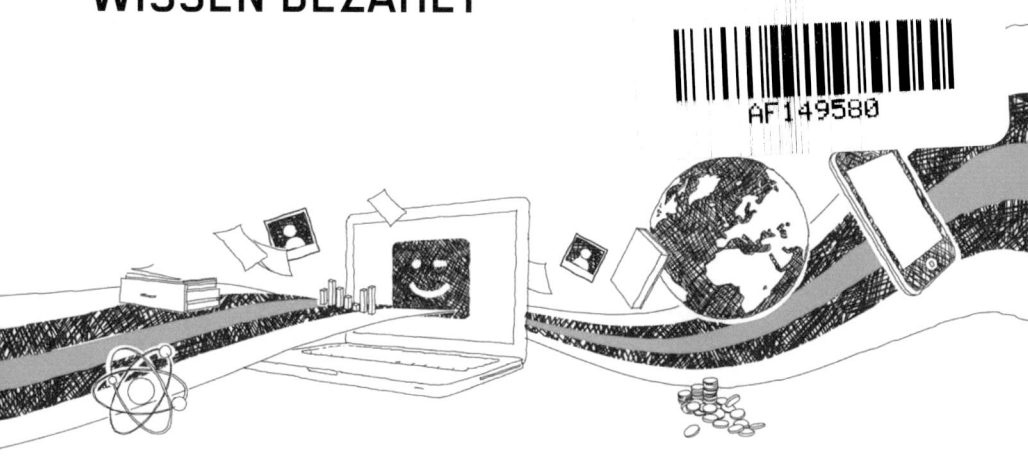
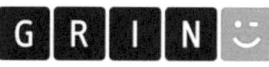

Bibliografische Information der Deutschen Nationalbibliothek:

Die Deutsche Bibliothek verzeichnet diese Publikation in der Deutschen National-
bibliografie; detaillierte bibliografische Daten sind im Internet über http://dnb.d-
nb.de/ abrufbar.

Impressum:

Copyright © 2008 GRIN Verlag, Open Publishing GmbH
Druck und Bindung: Books on Demand GmbH, Norderstedt Germany
ISBN: 9783640521784

Dieses Buch bei GRIN:

http://www.grin.com/de/e-book/143001/die-arzt-patient-beziehung

Angela Schickler

Die Arzt-Patient-Beziehung

GRIN Verlag

GRIN - Your knowledge has value

Der GRIN Verlag publiziert seit 1998 wissenschaftliche Arbeiten von Studenten, Hochschullehrern und anderen Akademikern als eBook und gedrucktes Buch. Die Verlagswebsite www.grin.com ist die ideale Plattform zur Veröffentlichung von Hausarbeiten, Abschlussarbeiten, wissenschaftlichen Aufsätzen, Dissertationen und Fachbüchern.

Pädagogische Hochschule Freiburg

Psychologische und Soziologische Aspekte von Gesundheit und Krankheit

Schwerpunkt: Soziologie der Gesundheit und Krankheit

Die Arzt Patient Beziehung

Hausarbeit für die Modulprüfung „Grundlagen der Gesundheit und Krankheit II"

Bachelor – Studiengang Gesundheitspädagogik

WS 2007/2008

Vorgelegt von:

Angela Schickler

Freiburg den 28.02.2008

Inhaltsverzeichnis

1.) Einleitung

In meiner Hausarbeit möchte ich mich mit dem Thema der Arzt Patient Beziehung beschäftigen. Um das komplexe Thema einzugrenzen widme ich mich schwerpunktmäßig dem Buch Medizinische Soziologie von Siegrist 1995. Wie hat sich die Rolle des Arztes im historischen Verlauf geändert und wodurch ist sie gekennzeichnet? Um diese Frage zu beantworten gehe ich zu allererst auf die Ärzteschaft als Profession und Autonomie näher ein, um den Rahmen des geschichtlichen Kontextes abzustecken. Die Rolle des Arztes und die des Patienten wird dann im Verlauf meiner Arbeit differenzierter betrachtet. Dabei stellt sich die Frage was sie für Veränderungen mit sich bringt. Kritische Aspekte werden herausgearbeitet, um die Soziologie der Arzt Patient Beziehung aus verschiedenen Blickwinkeln zu betrachten. Da sich hierbei die Kommunikationsprozesse als besonders bedeutsam hervorheben, steht der psychologische Aspekt „Offenheit kann man lernen" im Fokus. Was für Probleme führt die Arzt Patient Beziehung heute mit sich? Die gegenwärtige Situation der Arzt Patient Beziehung soll den Schluss und Ausblick darstellen.

2.) Die Ärzteschaft als Profession

Der Begegnung zwischen dem Arzt und dem hilfesuchenden Gegenüber liegt eine sozial beeinflusste und erlernte Haltung zu Grunde. Beide begegnen sich in der Gestalt sozialer Rollen. Geschichtlich betrachtet hat sich im Laufe des Modernisierungsprozesses die Rolle des Arztes weitgehend verändert:

Im vergangenen Jahrhundert bildete sich das Berufsbild des Arztes deutlicher heraus. Der Medizinsoziologe Siegrist definiert Profession unter dem Gesichtspunkt „akademische Berufe" und „Expertengruppen" mit folgenden fünf Merkmalen:

- Profession ist dadurch gekennzeichnet, dass die Tätigkeit auf spezialisiertem hochschulerworbenem Expertenwissen beruht.

- Im zweiten Punkt führt er auf, dass diese Leistungen weitgehend ein Monopol sind und durch ein gesellschaftliches Mandat vom Staat unterstützt werden.

- Drittens, ihre Tätigkeit einer normativen kollegialen Eigenkontrolle unterliegt zum

Beispiel durch Berufsgerichte, womit sie sich sozialer Kontrolle durch Nichtexperten entziehen.

– Viertens ist die Tätigkeit durch ein hohes Maß an Autonomie gekennzeichnet, zum Beispiel durch das Ideal der Freiberuflichkeit.

– Als letzten und fünften Punkt beschreibt er, dass mit einer Zugehörigkeit zu einer Profession meistens ein hohes Ansehen, gesellschaftliche Wertschätzung und ein hohes Einkommen verbunden ist. (vgl. Siegrist 1995, S.227)

Sehen wir uns nach dieser Definition die Aufgabe medizinischer Profession an. Ärzte teilen die Mitglieder unserer Gesellschaft in krank oder gesund ein. So schreibt der Soziologe und Philosoph Luhmann Krankheiten einen Positivwert und der Gesundheit einen Negativwert zu. In seinem Verständnis von medizinischer Profession ist nur die Krankheit von Bedeutung. Nur für Krankheiten sind Ärzte mit ihrem Expertenwissen ausgebildet. Gesundheit gibt den Medizinern keine Aufgaben und daher keinen Anlass zum fachlichen Handeln. (vgl. Hurrelmann S. 69 zit. n. Luhmann 1984)

Heute ist es zum Beispiel so, dass im Gesundheitswesen die Berufsbezeichnung „Krankenschwester" von dem Begriff „Gesundheits- und Krankenpflegerin" ersetzt wird. Hier wird deutlich, dass die Gewichtung sich von der einseitigen Krankheitsbetrachtung des biomedizinischen Modells weitgehend verabschiedet hat.

2.1) Die Ärzteschaft historisch betrachtet

Um wie viele Bereiche es sich in dem Komplex des Professionalisierungsprozesses handelt, weshalb die Ärzteschaft als Profession sozialhistorisch betrachtet mehr Aufschluss bietet, soll sich im weiteren Verlauf zeigen. Das Zusammenspiel von medizinisch wissenschaftlicher, sozialpolitischer und berufspolitischer Entwicklung soll hierbei den Änderungsprozess der Ärzteschaft fokussieren. Zum Beispiel war im Altertum, bis ins neunzehnte Jahrhundert hinein, das Verhältnis zwischen Arzt und Patient „paternalistisch" geprägt. Der handelnde Arzt befahl, der Patient gehorchte. Ärzte hatten keine Veranlassung ihre Diagnosen dem Patienten mitzuteilen, oder sie gar zu erklären. Das bedeutete, dass Prognosen verheimlicht wurden, um dem Patienten keinen Schaden zu zufügen. Außerdem war es Pflicht, dass Patienten beichteten und auch ihre letzte Ölung empfingen. (vgl. Loewy 1995, S. 51).

Dies steht in einem deutlichen Kontrast zu heute. Damit wird deutlich, dass die Professur der Ärzteschaft sich im Laufe der Industrialisierung entwickelt hat. Verständlich wird dies durch den schnellen wissenschaftlichen Wandel in der damaligen Zeit. Ärzten und Chirurgen wurden in Militärkrankenhäusern vollbeamtete Stellen angeboten. Sie erhoben Daten und Dokumentationen. Durch den Fortschritt in den Naturwissenschaften und deren Einfluss auf die Behandlung wurden die medizinischen Möglichkeiten zunehmend kontrollierbar. Auch kristallisierten sich immer mehr unterschiedliche Fachdisziplinen heraus, wie zum Beispiel die Pharmakologie (vgl. Siegrist 1995, S. 228).

Mit diesem Fortschritt wurden auch die Anforderungen an das Medizinstudium höher. Der Staat begann die Qualität und Dauer, sowie die Prüfungsanforderungen zu kontrollieren. Dazu kam ein zunehmender Einfluss der Krankenkassen. So wurde durch ökonomische Kontrolle die Autonomie der Ärzteschaft eingedämmt (vgl. Siegrist 1995, S. 229).

Die wirtschaftlich schwierige Phase der Weimarer Republik brachte eine zusätzliche Einbuße von weiteren Autonomievorteilen mit sich. Durch die Einsetzung der Reichsärztekammern und der Reichsärzteordnung im Nationalsozialismus wurde der ganze akademische Berufsstand zu parteipolitischen und staatlichen Instanzen umfunktioniert. Nach dem Krieg gründete man zunächst die Landesärztekammern und die kassenärztliche Vereinigung. 1955 trat dann das Gesetzt über das Kassenarztrecht in Kraft, welches den Ärzten das Monopol der ambulanten Versorgung sicherte (vgl. Siegrist 1995, S. 33f).

Das wichtigste Ergebnis der Entwicklung des Berufsbildes Arzt ist aus soziologischer Sicht die Sicherung der Autonomie. (vgl. Siegrist 1995, S. 227) Kaum ein anderer Beruf hat einen ähnlichen Stellenwert in der Gesellschaft. Der Volksmund betitelt sie als „Halbgötter in weiß".

2.2) Die Autonomie der Ärzte

Wenn man die berufliche Autonomie von Ärzten näher betrachtet, zeigen sich laut Siegrist zwei Gesichtspunkte. Erstens die „gesellschaftliche Reichweite". Wie erwähnt, sind nach Luhmann Ärzte dafür verantwortlich die Gesundheit eines Kranken wieder herzustellen. Damit sind sie also auch für die anfallenden Kosten verantwortlich, die durch Krankheit und Erwerbsunfähigkeit entstehen (vgl. Siegrist 1995, S. 235). „Diagnostisches Handeln des Arztes ist zugleich gesellschaftliches Kontrollhandeln" (Siegrist 1995, S. 235). Wie ich später in dem Kapitel „Die Rolle des Patienten" näher ausführe, greift hier laut Parsons (Soziologe und Strukturfunktionalist) der Arzt im Sinne des Gemeinwohls ein (also den normativen Erwartungen entsprechend). Im Kontext bedeutet dies eine Kontrolle abweichenden Verhaltens durch Krankheit mit ökonomischen Auswirkungen. Zum Beispiel wird durch die Diagnose der Anspruch auf Versicherungsleistungen einbezogen. Siegrist nennt dies „divergierende Bezugssysteme" (Siegrist 1995, S.236). Verschiedene Berufgruppen und Bezugspersonen stoßen aufeinander, der Arzt und die Gesellschaft mit ihrem Sicherungssystem. Die jeweiligen Ansätze unterscheiden sich je nach Perspektive und Interessen etc. Ärzte denken in Diagnosen, Krankenkassenbeamten in Verwaltungsentscheidungen und Kosten, Betriebe in Rehabilitation, Arbeitnehmer in dem Angebot an Verhaltensalternativen (vgl. Siegrist 1995, S. 236 zit. n. v. Ferber 1970, S. 215).

Mit dem zweiten Punkt der „beruflichen Autonomie" der Ärzteschaft zeigt Siegrist die „Kooperationsbeziehungen" auf. Damit verweist er auf die Arbeitsteilung zu anderen Gesundheitsberufen. Viele Aufgaben die früher nur vom Arzt ausgeführt wurden, sind heute auf andere Berufsgruppen verteilt. Ärzte mit ihrem Professionalisierungsvorsprung gehören immer noch zur einflussreichsten Berufsgruppe unseres Gesundheitssystems (vgl. Siegrist 1995, S. 237). Durch den steigenden Grad der Technisierung ist es jedoch fraglich wie lange sich diese Autonomie noch halten lässt. Zum Beispiel könnten andere Fachdisziplinen aus dem technischen Bereich zunehmend an Bedeutung gewinnen. Zusätzlich zeigt sich das ökonomische Problem, dass ein Assistenzarzt heutzutage in der Regel nur 200 € mehr als eine Pflegekraft verdient. Bei den hohen Anforderungen im Studium und später im Beruf könnte es hier einen gesellschaftlichen Umbruch geben.

3.) Unterschiedliche Aspekte der Soziologie der Arzt Patient Beziehung

Im Gesundheitswesen liegt die Arzt Patient Beziehung an der Schnittstelle zwischen

Leistungserbringer und Leistungsempfänger. Sie ist die Zentraleinheit, in der sich die organisatorischen Vorkehrungen des Gesundheitssystems in der Rolle des Arztes fokussieren. Talcott Parsons untersuchte diese Beziehung näher. Sie ist eng mit der Laienrolle des Patienten verknüpft. Hier entscheidet sich, ob das Gesundheitswesen seine Funktion erfüllt. Die Bekämpfung von Krankheit und die Erhaltung von Gesundheit. So hat sich bereits in den 50er Jahren in den USA die Rollentheorie in der Soziologie herausgebildet (vgl. Bauch 2000. S. 193),

3.1.) Die Rolle des Arztes - Pattern Variables / allgemeine Handlungsorientierungen

Parsons entwickelte speziell für freie akademische Berufsrollen allgemeine Handlungsorientierungen, die so genannten Pattern Variables. Folgende vier idealtypisch charakteristische Merkmale verkörpern die Arztrolle.

1.) fachlich kompetent und funktional spezifisch,

2.) universalistisch,

3.) emotional neutral

4.) kollektivitätsorientiert (vgl. Heim 1992, S.99 zit. n. Parsons 1999)

Zum ersten Punkt der fachlichen Kompetenz und der funktionalen Spezifität kann man sagen, dass Ärzte in modernen Gesellschaften ihre Kompetenzen, also ihr wissenschaftliches Expertenwissen erwerben und nicht wie in traditionellen Gesellschaften, wie zum Beispiel bei den Schamanen, in die Rolle hineingeboren werden. Die ärztliche Arbeit ist dabei funktional spezifisch, das heißt, dass Ärzte auch nur das ausüben, wofür sie fachlich ausgebildet wurden. Des Weiteren sollte ein Arzt universalistisch agieren, er sollte jedem Menschen Hilfe leisten, nicht einzelne bevorzugen, oder anderen Interessen Vorrang geben. Die ärztliche Leistung sollte als objektivierbare Hilfeleistung menschlich wie finanziell nicht zum Vorteil des Arztes ausgenutzt werden. Gleichzeitig soll Ärztliches Handeln emotional und affektiv neutral sein. Die Ausübung seiner Tätigkeit soll ohne persönliche Vorlieben und Gefühlsregungen erfolgen. Viele Gesetzte im ärztlichen Berufsleben wie z.B. das Werbeverbot, die Verpflichtung zu Erbringung einer Dienstleistung, oder ärztliche

Honorare stehen für den Schutz des Einzelnen. Sie sind kollektivitätsorientiert (vgl. Parsons 1999, S.144ff und vgl. Siegrist 1995, S. 239ff). Diese Orientierungsmuster machen eine gute Vertrauensvolle Zusammenarbeit zwischen Arzt und Patient erst möglich.

Siegrist sieht in diesen Handlungsorientierungen ein Hauptproblem bei den Punkten „emotionale Neutralität" und bei dem „universellen Vorgehen bzw. bei der Kollektivorientierung." Hier benennt er einen Konflikt zwischen Anspruch und Wirklichkeit, sagt aber auch, dass eben diese Ansprüche in der praktischen Ausbildung als Standards erlernt werden (vgl. Siegrist 1995, S. 240).

3.2.) Sozialisationsprozess

Parsons hat einige der grundlegenden ärztlichen Rollennormen, deren Verinnerlichung in der beruflichen Sozialisation notwendig ist, mit den „Pattern Variables" erläutert. Diesen Handlungsorientierungen bedarf es einer Interpretation und Definition. Somit ist die Arztrolle mit bestimmten Rechten und Pflichten versehen, die im Sozialisationsprozess erst erlernt werden müssen. Sozialisation ist als ein Prozess zu verstehen, der sich ständig weiter entwickelt. Die Vermittlung beruflicher Sozialisation bedeutet also, dass in der Qualifikationsphase, wie beim Medizinstudium, sich spezifische Rollennormen, Einstellungsmuster, Motivationen und Formen der Affektkontrolle erkennen lassen. Bei Kindern deren Eltern Ärzte sind, lässt sich dieser Sozialisationsprozess auch auf ihre Kindheit zurückführen. Wenn man nun das Medizinstudium betrachtet, lässt sich unschwer ableiten, dass das Erlernen von Basiswissen, Fertigkeiten und beruflichen Normen, wie Selbstdarstellung der Profession, oder die Beziehung zum Patienten und Berufskollegen, ferner Entscheidungen fällen und umsetzen können, Schulungen von Interaktionskompetenzen, sowie der professionelle Umgang mit Extremsituationen alles auch Teilaspekte des Sozialisationsprozesses sind.

Heute immer noch ein wirksamer Mechanismus beruflicher Sozialisation ist das „Lernen am Model", wobei der Arzt zum Beispiel während einer Untersuchung oder einer Operation den Studenten unterrichtet. Hierbei können „ärztliche Rollennormen" beobachtet und verinnerlicht werden. Des weitern erwähnt Siegrist die „extrafunktionalen Qualifikationen", womit unter anderem psychische und physische

Standhaftigkeit gemeint ist. „Durchhaltevermögen" und „Funktionieren" in jeder Extremsituation sind Vorrausetzung zum Durchführen ärztlicher Handlungen am Patienten (vgl. Siegrist 1995, S. 238f).

3.3.) Die Rolle des Patienten

Die Rolle des Arztes, sowie die des Patienten stehen eng miteinander in Verbindung. Auch die Rolle des Patienten beschreibt Parsons mit vier Charakteristika:

- Zuerst führt er auf, dass ein Kranker für seinen Zustand nicht selbst verantwortlich ist. Parsons betont hierbei, dass Krankheit eine soziale Abweichung ist. Vergleichbar ist dies mit einem Kriminellen der durch Regelmissachtung die Gesellschaft bewusst verletzt. Da durch Krankheit die Regelverletzung nicht bewusst erfolgt, wird diese dem Patienten auch nicht sozial angelastet, selbst wenn dieser durch gesundheitsschädigendes Verhalten seine Krankheit provoziert. Kein Raucher raucht mit der Intension Lungenkrebs zu bekommen.

- Parsons zeigt als zweites, dass Krankheit als gesellschaftlich legitimiert gilt und als abweichende Form von der Gesellschaft akzeptiert wird, auch wenn die Krankheit durch gesundheitsschädigendes Verhalten provoziert wurde. Dadurch ist der Patient sogar aus dem gesellschaftlichen Alltagsleben mit den entsprechenden allgemein geltenden Rollenverpflichtungen befreit. Diese Befreiung und Entbindung erfolgt durch den Arzt und wird durch ihn mit einer Krankschreibung (Arbeitsunfähigkeitsbescheinigung) legitimiert. Das Monopol der Ärzte stellt also sicher, das keine missbräuchliche Verwendung von Krankheit erfolgt und somit soziale Leistungsverweigerung geschützt wird.

- Als dritten Punkt beschreibt Parsons, dass Krankheit unerwünscht ist und der Patient sich gegenüber der Gesellschaft bemühen soll, Gesundheit wieder her zu stellen. Krankheit kann man so auch als vorübergehenden Zustand betrachten. Sie hat einen „transitorischen Charakter".

- Hiermit steht der vierte Punkt in enger Verbindung, welcher besagt, dass der Patient dadurch verpflichtet ist, so schnell wie möglich fachliche Hilfe aufzusuchen und in Anspruch zu nehmen (vgl. Siegrist 1995 zit. n. Parsons 1951 S.215).

Siegrist kritisiert hierbei, dass Parson die soziokulturelle und sozioökonomische Variation vernachlässigt, die mit der Bereitschaft zur Vergabe und Übernahme der Krankenrolle verbunden ist (vgl. Siegrist 1995, S. 216).

Wenn man also die Perspektive auf chronische Erkrankungen, Behinderungen und psychische Krankheiten lenkt, fällt deutlich ins Auge, dass Parsons in seinem Rollenkonzept (dritter Punkt „transitorischer Charakter einer Krankheit") somatische Akutkrankheiten in seinem Blickfeld hatte und somit einseitig argumentiert. Damit wird er der Vielseitigkeit der Krankenrolle nicht gerecht. Parson (als Strukturfunktionalist) übersieht somit die menschlichen Aspekte des Leidenden. Strukturfunktionalistisch betrachtet erscheint Krankheit ausschließlich als „defizitärer Modus des Daseins" (Siegrist 1995, S. 217).

3.4.) Information und Kommunikation in der Arzt Patient Beziehung

Wenn Arzt und Patient sich begegnen ist deutlich, wer welche gesellschaftliche Rolle vertritt. Dabei kristallisieren sich bestimmte von der Gesellschaft vorgegebene Erwartungshaltungen und Rollenstrukturen heraus. Der Arzt verfügt über ein Expertenwissen, wogegen der Patient Laie ist.

Parsons strukturfunktionalistische Betrachtungsweise der Arzt - Patient Beziehung ist sinnvoll, wenn man die strukturelle Vorherbestimmung im übergeordneten soziologischen Sinn betrachtet. Das Rollengefüge von Arzt und Patient erscheint als Ausfluss gesamtgesellschaftlicher Wert - und Erwartunkstrukturen, quasi als Resultat aus größeren sozio - kulturellen Zusammenhängen.

Siegrist betont die „strukturell asymmetrische soziale Beziehung" (Siegrist 1995, S. 244), wobei sich die Asymmetrie deutlich in der ungleichgewichtigen Wissensverteilung ausdrückt.

Außerdem verfügt der Arzt über eine gesellschaftlich legitimierte Definitionsmacht, zum Beispiel die Macht der Diagnosestellung durch Krankschreibung und das Recht zur Behandlung. Hier kommen wieder die schon einmal angesprochenen ökonomischen Faktoren ins Spiel. Der Patient dagegen als Hilfesuchender, muss den ärztlichen Anforderungen Folge leisten. Somit unterliegt der Patient nicht nur dem Experten durch sein Wissen, sondern im Grunde auch noch der Steuerungsmacht der

Interaktion, die vom Arzt ausgeht. Das beinhaltet die Wartezeit, den Verlauf und das Ende des Kontakts zwischen Arzt und Patient. Der Arzt ist derjenige, der in erster Linie die Beziehungsgestaltung vornimmt. Er entscheidet auch über das Gewähren oder Vorenthalten besonderer Vergünstigungen (z.B. zeitlicher Aufwand pro Patient), (vgl. Siegrist 1995, S.244). Zum Beispiel hat eine Studie über die Kommunikationsprozesse beim Arzt ergeben, dass deutsche Ärzte in der Woche durchschnittlich 243 Patienten behandeln und sich dabei 8 Minuten pro Patient Zeit nehmen. (Zeitschriftenaufsatz, healthy living 2007, S.12). Nach Siegrist sind dies sogar nur 3-4 Minuten (vgl. Siegrist 1995, S.251).

Vom Patient dagegen wird „Complience" („Therapietreue"/ oder „Krankheitseinsicht") erwartet. Dieses arztzentrierte Compliencmodell ist ein Herrschaftsmodell. Der Arzt hat die Macht. Der Patient ist Empfänger und hält sich an die ärztlichen Anweisungen. Dieses Modell wird in den letzten Jahren mit Recht kritisiert.

Non - Compliance sind dagegen Selbstregulationsmechanismen. Der Patient ist aktiver Gestalter seiner Behandlung. Bei allen chronischen Krankheiten, wie zum Beispiel bei Bluthochdruck, oder Diabetes, lernt der Patient sich richtig zu verhalten. (vgl. Heim 1992, S. 107).

Sprache ist für Siegrist ein zentrales Element in der Arzt Patient Beziehung. Der Arzt ist verpflichtet den Patienten aufzuklären. Beratung, Motivierung zu Mitarbeit, Anamneseerhebung, das Aussprechen von Trost und Mitgefühl und vieles mehr gehören zu seinen alltäglichen Aufgaben (vgl. Siegrist 1995 S250f). Ein starker Wandel in der Kommunikation zwischen Arzt und Patient bezieht heute immer mehr das Mitspracherecht, den mündigen Patienten mit ein. Das in den Medien nach wie vor aktuelle Thema der Patientenverfügung soll sicher stellen, dass der letzte Wille des Patienten auch im Extremfall berücksichtigt wird. Diese Verfügung wird von der Kirche, der Politik und auch von Ärzten empfohlen. Das Ernstnehmen jedes einzelnen Patienten mit seinem individuellen Lebensentwurf in seiner Einzigartigkeit steht an vorderster Stelle. Die vertrauensvolle Beziehung zum Arzt steht dabei im Mittelpunkt.

3.5.) „Offenheit kann man lernen" Die Arzt-Patient Interaktion, der psychologische Aspekt

„Wir wollen übrigens das Wort nicht verachten. Es ist ein mächtiges Instrument, es ist das Mittel, durch das wir einander unsere Gefühle kundgeben, der Weg, auf den anderen Einfluss zu nehmen. Worte können unsagbar wohltun (!), aber auch fürchterliche Verletzungen zufügen." (Goez, B. 1980, S.1 zit. n. Freud, S.)

In der Studie von B. Goez geht es um Offenheit als Kommunikationskompetenz in der beruflichen Interaktion zwischen Arzt und Patient. Offenheit wird hier nicht als ein Charakterzug aufgefasst, sondern als ein Verhalten. Sie entsteht aus einer „partnerschaftlichen Interaktion" zwischen Hörer und Sprecher. Dazu bedarf es eines zielorientierten personenbezogen Gesprächs, wobei Offenheit als therapeutische Basiskompetenz relevant ist (vgl. Goez 1980, S. 2ff). Ein Arzt sollte seine Eigen- und Fremdwahrnehmung offen mitteilen. Bei einem Gespräch geht es um ganzheitliche Wahrnehmung. Der Gesprächspartner darf sagen was er möchte. Er soll darüber hinaus Hilfe bekommen, was für ihn in der anstehenden Frage von Bedeutung ist (vgl. Goez 1980, S. 13f). Die nach Siegrist erwähnte asymmetrische Kommunikation bei Visiten erschwert natürlich zusätzlich eine optimale Interaktion und zeigt uns, wie verstrickt und komplex die Kommunikation sein kann. Der Zeitdruck dem Ärzte unterliegen sowie der vermehrte Einsatz technische Diagnoseverfahre erschwert die Kommunikation zusätzlich.

4.) Gegenwärtige Entwicklung der Arzt Patient Beziehung

Den wichtigsten Aspekt bildete die Kommunikation und Interaktion zwischen Arzt und Patient. Jedoch ist in der modernen Medizin heutzutage der Einfluss von „instrumentellem Handeln" immer mehr von Bedeutung. Siegrist weißt auf das Dilemma der Medizin zwischen instrumentellem und kommunikativem Handeln hin. Er definiert instrumentelles Handeln als ein Handeln, das sich an technischen Geräten und Apparaturen ausrichtet und somit von der Technik bestimmt wird und sich durch hohe Zweckrationalität auszeichnet. (vgl. Siegrist 1995, S. 260) Heute wächst die Technisierung in allen Bereichen der Biomedizin gravierend. Voraussichtlich werden früher oder später „Mensch-Maschine-Interaktionen" in der Diagnostik, in der Therapie, sowie bei der Unterstützung ärztlicher Entscheidungen eine maßgebende Rolle spielen. Dies führt gleichzeitig zu einer Optimierung des Expertenwissens (vgl. Siegrist 1995, S.260) und damit einhergehende die Erhöhung der Heilungschancen.

Dabei ist jedoch der hilfesuchende Kranke nicht nur durch die asymmetrische Kommunikation unterlegen, sondern mit seinem Leihenverständnis durch die Technik noch mehr beengt. Hierbei steht jedoch die ethische Problematik des technischen Fortschritts, sowie vor allem die Zunahme menschlicher Steuerung und Kontrolle über die Natur im Vordergrund. Die Problematik zwischen instrumentellem und kommunikativem Handeln stellt eine ethische Herausforderung an alle in der Medizin Verantwortlichen dar.

„Wo sollen biomedizinische Prozeduren im Grenzbereich zwischen Leben und Tod eingesetzt oder abgebrochen werden? Wo wird durch transplantationstechnische und hormonelle Interventionen die personale Identität des kranken Menschen verletzt? Nach welchen Kriterien sollen lebensnotwendige, aber zugleich begrenzte therapeutische Mittel eingesetzt werden? Wie weit darf die neuropharmakologische Beeinflussung von Emotionen, Motivationen und Kognitionen des kranken Menschen gehen?" (Siegrist 1995, S. 261)

Dies alles sind wichtige Fragen der modernen Arzt Patient Beziehung.

5.) Schluss

Bei der historischen Betrachtung hat sich die Arzt Patient Beziehung als vielseitige Materie dargestellt. Die historische Entwicklung zeigt einen schnell voranschreitenden Wandel vom vor allem in der Zeit der Industrialisierung, wobei die Autonomie der Ärzteschaft ein wichtigen Ausgangspunkt darstellt. Das erhalten von Gesundheit steht dabei immer mehr im Vordergrund. Durch Parsons differenzierte Rollen Betrachtung, wurden die gesellschaftlichen Aufgaben des Arztes, dessen Sozialisationsprozess sowie die Rolle des Patienten aufgeführt. Dem Arzt-Patientenkontakt wird ein immer knapper bemessener Zeitrahmen zugeteilt, in dem trotzdem eine funktionierende Beziehung entstehen soll. Diese Gefahr muss benannt werden: Es geht um Vertrauen, Trost, um Menschlichkeit, für die es keine Zeit geben soll? Der psychologische

Teilaspekt meiner Arbeit „Offenheit kann man lernen" soll betonen wie wichtig eine vertrauensvolle, offene Arzt Patient Interaktion ist. Besonderes Augenmerk muss daher in Zukunft in der Beziehungsgestaltung liegen. Der Patient als Leihe im Gespräch mit dem Experten soll selbst herausfinden was für ihn von Vorteil ist. Das führt zu einer zunehmenden Eigenkontrolle des Patienten soweit der Krankheitsverlauf ihm das ermöglicht. Der heute also immer mehr mündige Patient gewinnt zunehmend an Mitspracherecht. Ein Beispiel dafür ist die immer wieder in den Medien diskutierte Patientenverfügung. Sie kann die Sorge des Patienten lindern, dem Klinikbetrieb ausgeliefert zu sein und das durch den technischen Wandel verlorene Vertrauen an die moderne Medizin zurückgewinnen. Trotzdem ist die Zunahme neue Apparaturen und diagnostisch hochwertige Geräte in Zukunft nicht zu unterschätzen. Sie werden einen großen Teil der Anamnese, Diagnostik und Behandlung übernehmen und eine Aufgabe der modernen Medizin sein, wobei die daraus entstehenden ethischen Fragen nicht vernachlässigt werden dürfen. Auch die Schere von Wirtschaftlichkeit (Funktionalismus) und menschlichem Handeln (Beziehungsgestaltung im Heilungsprozess) miteinander zu vereinbaren, wird für die Ärzteschaft die Herausforderung der Zukunft sein.

6.) Literaturverzeichnis

Bauch, Jost: Medizin Soziologie, Dr. Mohr, Arno (Hg.) – München; Wien : Oldenburg 2000.

Goez, Barbara: Offenheit kann man lernen, Eine Studie zu „Offenheit" als Therapeutische Basiskompetenz in Arzt Patient Interaktionen, Aschendorff, Münster Westfalen, 1980.

Heim, N.: Arzt und Patient, in: A. Schuller, N. Heim, G. Halusa (Hg.), Medizinsoziologie, Stuttgart, Berlin, Köln 1992.

Hurrelmann, Klaus: Gesundheitssoziologie. Eine Einführung in die Sozialwissenschaftliche Theorie von Krankheitsprävention und Gesundheitsförderung. Weinheim / München 2000

Loewy, Erich H.: Ethische Fragen in der Medizin. Springer-Verlag / Wien 1995

Parsons, Talcott: Definition von Gesundheit und Krankheit im Lichte der amerikanischen Werte und der Sozialstruktur Amerikas. In: Parsons Talcott: Sozialstruktur und Persönlichkeit. Frankfurt am Main 6 Auflage,1999.

Siegrist: Medizinische Soziologie. neu bearb. 5 Aufl. – München; Wien; Baltimore: Urban und Schwarzenberg, 1995.

Zeitschrift:

Walter Dreher Chefredakteur: Healthy living, Gesundheit / Ernährung / Alternativ – Medizin / Familie. Dezember 2007

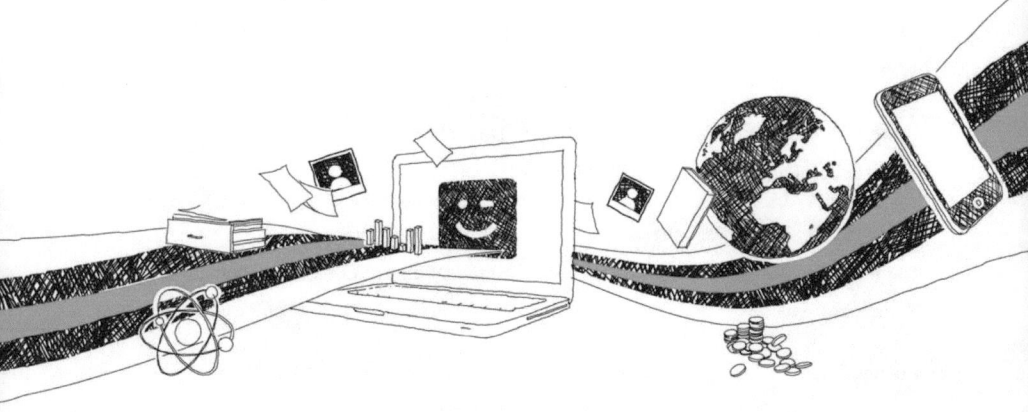
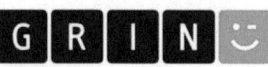